EMPLOI THÉRAPEUTIQUE

DES

HYDRATES GÉLATINEUX

PAR

EUG. LEBAIGUE

PHARMACIEN

Ancien interne des hôpitaux, et préparateur de chimie
aux écoles Polytechnique et des Mines, secrétaire de la société de Pharmacie de Paris,
membre de la société Chimique, de la société d'Emulation, etc.

PARIS

PHARMACIE BOUDET-ROBIQUET

78, RUE DU FOUR-SAINT-GERMAIN

—

1863

EMPLOI THÉRAPEUTIQUE

DES

HYDRATES GÉLATINEUX

Saint-Cloud. — Imprimerie de Mme Ve Belin.

EMPLOI THÉRAPEUTIQUE

DES

HYDRATES GÉLATINEUX

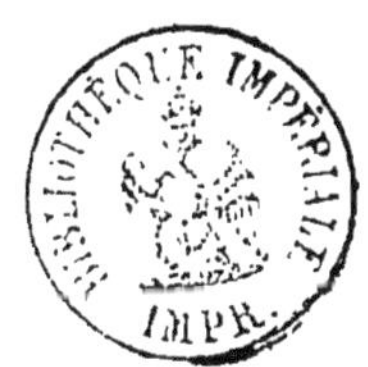

PAR

EUG. LEBAIGUE

PHARMACIEN

Ancien interne des hôpitaux, et préparateur de chimie
aux écoles Polytechnique et des Mines, secrétaire de la société de Pharmacie de Paris,
membre de la société Chimique, de la société d'Emulation, etc.

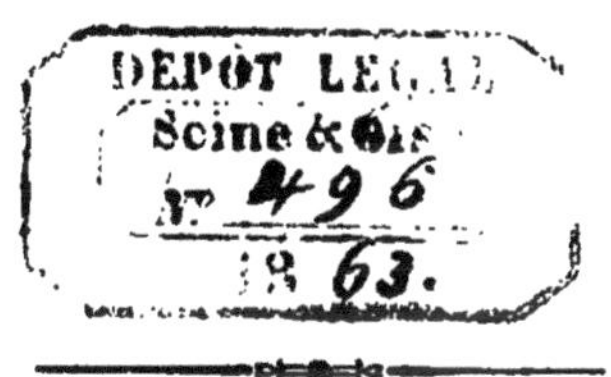

PARIS

PHARMACIE BOUDET-ROBIQUET

78, RUE DU FOUR-SAINT-GERMAIN

1863

EMPLOI THÉRAPEUTIQUE

DES

HYDRATES GÉLATINEUX

Considérations sur quelques composés chimiques insolubles employés comme médicaments, et sur les avantages qu'il y aurait à les préparer sous la forme d'HYDRATES GÉLATINEUX.

« Corpora non agunt, nisi soluta. »

La thérapeutique a journellement recours à un certain nombre de composés chimiques insolubles dont les effets, à quelques rares exceptions près, ne peuvent s'expliquer que par la dissolution pendant leur passage à travers les voies digestives. C'est en partant d'une telle idée que les toxicologistes ont pu diriger leurs recherches et suivre les substances toxiques dans les organes où elles pénétraient après avoir été dissoutes par les liquides de l'économie. Si les poisons ont une intensité d'action en rapport avec leur solubilité, les contre-poisons, par ce même motif, sont d'autant plus efficaces qu'ils sont plus solubles et par suite plus absorbables. Or, entre le poison et le médicament la dose fait souvent seule la différence, et qui prouve pour l'un prouve pour l'autre. C'est donc poursuivre un but utile que de chercher à donner de la solubilité à certains composés insolubles ou peu solubles qu'on emploie soit comme médicaments, soit comme contre-poisons. Parmi les composés dont je veux parler et dont l'efficacité thérapeutique tient à la solubilité, je puis citer des médicaments chaque jour employés, tels que :

La *magnésie calcinée*,
Le *sesquioxyde de fer à différents états*,
L'*oxyde de zinc*,
Le *phosphate de chaux* (1).

Tous composés basiques, ou sels à excès de base exigeant pour se dissoudre une certaine quantité d'acide que l'estomac doit fournir lors du passage de ces substances dans les voies digestives. Je vais m'occuper de chacun de ces corps en particulier ; je chercherai à démontrer par des expériences qu'il y aurait avantage à modifier le mode actuel de leur préparation et à en substituer un qui donnerait les mêmes substances, sous une forme particulière essentiellement propre à en faciliter la dissolution. Cette forme est celle d'*hydrate gélatineux*, composé dans lequel l'eau est partie constitutive et qu'il ne faudrait pas confondre avec un précipité sec additionné d'eau. Un pareil mélange ne représente en rien un hydrate gélatineux formé au sein de l'eau, en entraînant avec lui une quantité constante qui lui donne et son aspect et ses propriétés. Aussi, pour le prouver, mes expériences devaient-elles porter sur la solubilité comparée de ces médicaments tels qu'on les emploie aujourd'hui, avec ceux que je conseille et qui en diffèrent par leur état particulier d'hydratation.

---

(1) Dans un travail complémentaire de celui-ci, je me propose d'étudier encore quelques composés, entre autres *le phosphate de fer, le sous-nitrate de bismuth.*

J'ai dû d'abord faire choix d'une liqueur acide qui représentât bien en intensité l'acidité ordinaire des liquides de l'estomac. Pour y arriver, je me suis procuré une certaine quantité de suc gastrique de chien, mais qui eût été trop faible pour les nombreux essais que j'allais entreprendre. Pour remédier à l'insuffisance du liquide naturel, j'ai préparé une liqueur acide égale en force au suc gastrique. En d'autres termes, j'ai déterminé à l'aide d'une dissolution alcaline le degré d'acidité du suc gastrique et j'ai composé une liqueur pouvant neutraliser la même quantité d'alcali. L'acide auquel j'ai donné la préférence pour préparer cette liqueur d'essai est *l'acide lactique* comme étant de nature organique et celui qu'on retrouve en plus forte proportion à l'état de liberté dans l'estomac. Les essais sur chacun des composés que je vais examiner l'un après l'autre, ont été plusieurs fois répétés ; mais pour ne pas allonger ce mémoire et surtout pour ne pas le surcharger de chiffres, je ne donnerai que la moyenne de chaque série d'expériences.

I.

MAGNÉSIE.

Quand on a introduit dans la thérapeutique l'usage aujourd'hui si fréquent de la *magnésie calcinée*, on s'était certainement proposé d'administrer un médicament non caustique, mais qui cependant par son alcalinité fût capable de saturer les acides libres de l'estomac et de former avec eux des sels purgatifs comme tous les sels solubles à base de magnésie. C'est donc à sa dissolution dans les voies digestives que la magnésie doit ses propriétés. Examinons maintenant les différents produits connus sous le nom de magnésie, et voyons la manière dont ils se comportent quand on les place dans les conditions les plus semblables à celles où ils se trouveraient dans l'estomac.

Les différents échantillons sur lesquels ont porté mes essais sont :

1° Une *magnésie calcinée* dans notre laboratoire, d'après le procédé du *Codex*, avec un carbonate d'origine anglaise ;

2° Une *magnésie calcinée anglaise*, dite magnésie lourde (avec le cachet véritable de *Henry*) ;

3° Une autre variété de *magnésie anglaise* très-légère

(*cachet Pattinson*), et assez répandue dans le commerce depuis quelque temps ;

4° Une *magnésie calcinée* préparée par l'ingénieux procédé publié récemment par M. *A. Vée*, pharmacien à Paris ;

5° *Hydrate de magnésie* du même pharmacien, dont il a indiqué la préparation dans son travail sur la magnésie ;

6° *Hydrate gélatineux de magnésie* (c'est là le produit dont nous voudrions voir se répandre l'usage) ;

7° *Le même hydrate calciné au rouge.*

En possession de ces divers échantillons, j'ai d'abord examiné quelques-unes de leurs propriétés. Quant à la densité, ils peuvent se ranger ainsi :

Hydrate gélatineux (à cause de la forte proportion d'eau qu'il retient) ;

Hydrate gélatineux calciné ;

Magnésie calcinée anglaise (*cachet Henry*) ;

Hydrate de magnésie de M. Vée ;

Magnésie calcinée du même ;

Magnésie calcinée de notre pharmacie ;

Magnésie calcinée anglaise (*cachet Pattinson*).

Quant à leur facilité à se délayer dans l'eau et à donner un lait de magnésie plus ou moins persistant, on peut classer ainsi ces échantillons si on a le soin d'observer le même rapport en poids entre l'eau et la magnésie pour tous les échantillons : soit 4 parties de magnésie pour 100 parties d'eau.

Hydrate gélatineux (c'est là la préparation telle qu'on doit l'employer).

Magnésie anglaise de Henry.

Hydrate de magnésie de M. Vée.
Magnésie calcinée du même.
Magnésie calcinée de notre pharmacie.
Magnésie anglaise calcinée de Pattinson.
Hydrate gélatineux calciné.

J'ai dû aussi, pour rendre les essais qui vont suivre comparables entre eux, déterminer ce que chacun de ces échantillons pouvait perdre d'eau et d'acide carbonique par la calcination, afin de pouvoir prendre pour ces expériences un poids de chaque échantillon qui représentât une même quantité de magnésie supposée pure.

J'ai trouvé que

L'*hydrate gélatineux*	perdait	96 0/0.
Le même *hydrate calciné*	—	—
La *magnésie anglaise de Henry*	—	0 —
La *magnésie anglaise de Pattinson*	—	2,5 —
La *magnésie de notre pharmacie*	—	6 —
La *magnésie de M. Vée*	—	2 —
L'*hydrate de magnésie* du même	—	34 —

Voulant opérer sur 0,10 centig. seulement de magnésie, afin de n'avoir pas à employer de trop grandes quantités de mon acide lactique étendu, et dont l'acidité est très-faible, j'ai dû prendre, en tenant compte de l'expérience précédente (c'est-à-dire de la quantité d'eau et d'acide carbonique que chaque magnésie pouvait perdre), les poids suivants de chacune d'elles :

Hydrate gélatineux.	2 gr. 500 mill.
Hydrate gélatineux calciné.	0 — 100 —
Magnésie anglaise de Henry.	0 — 100 —
Magnésie anglaise de Pattinson. . .	0 — 103 —
Magnésie calcinée de notre pharmacie	0 — 106 —

Magnésie de M. Vée. . . . .   0 gr. 102 mill

Hydrate de magnésie du même. .   0 — 152 —

Ces différentes prises d'essai ont été versées dans des verres à expériences juxtaposés sur une feuille de papier blanc, puis délayés dans un même volume d'eau distillée portée à la température de 35°, et colorés par trois gouttes de teinture bleue de tournesol. J'ai ajouté sur chaque échantillon 55 divisions d'acide lactique étendu à la température de 35°. Cette quantité de liqueur d'essai contenant 0,45 centig. d'acide lactique pur, pouvait saturer strictement 0,10 centigr. de magnésie, ainsi que le prouve le calcul des équivalents (1). J'ai également agité chaque verre, puis laissé reposer un certain temps. J'ai répété six fois cette même expérience en faisant varier la durée du contact sur la magnésie depuis un quart d'heure jusqu'à dix-huit heures. Si ces différents échantillons avaient eu la même facilité à se dissoudre, l'acide lactique eût dû être saturé dans tous les verres, puisqu'il était en quantité exactement nécessaire pour dissoudre les 0,10 centigr. de magnésie mis en expé-

---

(1) Voici de quelle manière j'ai opéré 'ce calcul : j'ai pris 0,10 centigr. de bicarbonate de potasse pur cristallisé ; je l'ai dissous dans un certain volume d'eau, et j'ai cherché combien il me fallait de divisions de ma solution d'acide lactique étendu pour saturer cette quantité d'alcali ; ce nombre une fois trouvé, sachant combien le bi-carbonate contient de potasse, combien d'acide lactique est nécessaire pour neutraliser cette potasse, j'ai su par conséquent combien ma solution renfermait d'acide lactique pur par division. Il ne me restait plus alors qu'à chercher ce qu'il fallait prendre d'acide lactique pur pour saturer 0,10 centigr. de magnésie, former avec elle un sel neutre, et, cette quantité connue, qu'à la ramener par le calcul à la richesse en acide de ma solution.

rience. Il était loin d'en être ainsi, et je vais donner les résultats de deux expériences extrêmes :

Après une demi-heure de contact, un seul échantillon, l'*hydrate gélatineux* paraissait dissous et l'acide était saturé ainsi que l'indiquait la teinture de tournesol, qui avait passé au violet (cette dissolution est très-rapide et se fait en quelques minutes). L'*hydrate de magnésie de M. Vée* était presque complétement dissous, mais la liqueur était encore légèrement acide et colorée en rose. Quant aux autres échantillons, ils étaient plus ou moins imparfaitement dissous et encore fortement rougis par la teinture de tournesol.

Il me restait, pour compléter cette expérience, à déterminer quelle était la proportion de magnésie non attaquée dans chaque échantillon. La pesée du résidu m'a semblé peu exacte et fort longue, à cause de la filtration et du desséchement de la magnésie. Je pense être parvenu à un meilleur résultat de la manière suivante.

J'ai préparé une dissolution alcaline de sucrate de chaux, telle que 1 division de cette liqueur répondît à 1 centigr. de magnésie, ou, ce qui revient au même, saturât 5,5 divisions de l'acide lactique étendu (55 divisions de cet acide saturant, comme je l'ai dit plus haut, 0,10 centigr. de magnésie). J'ai donc pu, au moyen de cette liqueur alcaline, déterminer la quantité do magnésie indissoute en cherchant la quantité d'acide resté libre à la fin de l'expérience.

Voici les résultats comparatifs de ces deux expériences indiqués dans le tableau qui suit; la quantité de magnésie non attaquée était pour :

	APRÈS demi-heure.	APRÈS douze heures
	millig.	millig.
L'hydrate gélatineux..................	0,002	0,000
L'hydrate gélatineux calciné..........	0,040	0,035
La magnésie anglaise de Henry........	0,050	0,015
La magnésie anglaise de Pattinson.....	0,020	0,018
La magnésie calcinée de notre pharmacie.	0,025	0,021
La magnésie calcinée de M. Vée........	0,017	0,011
L'hydrate de magnésie de M. Vée......	0,008	0,000

Comme on le voit dans le tableau qui précède, l'expérience montre que le plus soluble et le plus tôt soluble de ces différents échantillons de magnésie, c'est sans contredit l'*hydrate gélatineux;* que celui qui vient ensuite en s'en approchant beaucoup, c'est l'*hydrate de magnésie de M. Vée.* Quant aux autres échantillons, il ne m'a pas paru qu'il y eût de rapports bien accusés entre la proportion de magnésie dissoute et la durée du contact de la liqueur acide ; mais, qu'au contraire, l'état physique, la densité plus ou moins grande, la calcination poussée plus ou moins loin, la conservation étaient autant de causes qui pouvaient influer sur la facilité de la dissolution. Pour moi, il ressort d'une manière bien positive des nombreux essais que j'ai faits à ce sujet, que la dissolution de la magnésie a toujours été précédée de son hydratation. L'expérience suivante, que chacun peut répéter, me paraît le prouver. Je prends deux verres contenant, l'un de la magnésie calcinée, l'autre de l'hydrate gélatineux de magnésie ; j'ajoute dans chacun d'eux une quantité d'acide étendu bien inférieure à celle qui serait nécessaire pour saturer la magnésie, et je colore les liqueurs avec quelques gouttes de teinture de tournesol. On remarque alors que l'hydrate gélatineux conserve la teinte bleue, que cette teinte persiste, même en y ajoutant de l'acide, jusqu'à sa parfaite solution, et ne rougit que quand l'acide est en excès. Tandis que pour la magnésie calcinée, bien qu'elle soit en grand excès par rapport à l'acide, la liqueur reste rougie pendant un certain temps et ne prend la couleur bleue qu'après un contact plus ou moins prolongé avec l'eau acidulée, suivant la variété de la préparation. Cette coloration se montre d'abord sur les couches inférieures du liquide qui, touchant à la magnésie, l'hydratent, deviennent bleues, et c'est alors que commence la dissolution.

En résumé, je crois pouvoir conclure de tous les faits que je viens d'étudier, et qui sont la base de ce travail, que :

L'*hydrate gélatineux* étant la plus soluble parmi les préparations de magnésie, est, par cela même la plus active au point de vue médical ;

Qu'il agira à des doses relativement beaucoup plus faibles que les différentes magnésies calcinées ;

Qu'on n'a pas à craindre, comme avec ces dernières, d'introduire dans les voies digestives des poudres très-imparfaitement solubles, s'hydratant lentement près de la muqueuse qu'elles irritent par leur contact prolongé ;

Que sa préparation n'est ni plus longue ni plus coûteuse que celle de la magnésie calcinée, qu'elle n'exige aucun appareil spécial pour l'obtenir ;

Que sa conservation à l'état gélatineux, et sans que

l'eau s'en sépare, est indéfinie si on la renferme dans des flacons suffisamment bouchés ;

Que son dosage est facile, sachant qu'une cuillerée à bouche de cet hydrate pèse 20 grammes, et correspond à 0,80 centig. de magnésie calcinée, que la cuillerée à café pèse 6 grammes et contient 25 centigr. de magnésie ;

Que sa saveur, peut-être un peu plus prononcée que celle de la magnésie calcinée, n'a rien de bien désagréable ; qu'au reste, on peut facilement la masquer par du sucre et des aromates ; que cette saveur un peu plus marquée est déjà l'indice de sa plus grande solubilité.

Je ne doute pas que cette préparation et celles dont je vais m'occuper plus loin, ne prennent place parmi les bons médicaments ; que l'usage s'en répande quand l'expérience clinique en aura fait voir les avantages et les bons résultats.

II.

OXYDE DE FER.

Pour l'oxyde de fer comme pour la magnésie, j'ai cherché à déterminer quelle était, parmi les préparations ferrugineuses insolubles employées en pharmacie, celle qui se dissolvait le plus facilement et le plus rapidement dans la liqueur acide d'essai; liqueur qui, comme je l'ai dit plus haut, répond aux conditions ordinaires d'acidité du suc gastrique. J'ai fait choix des préparations suivantes :

1° *Colcothar* préparé par calcination du sulfate de fer et retenant une certaine quantité de sous-sulfate indécomposé ;

2° *Carbonate de fer des pharmacies* (safran de mars apéritif), préparé par double décomposition du sulfate de protoxyde de fer par le carbonate de soude et la dessiccation du précipité à l'air libre : produit formé d'un mélange de sesquioxyde, de carbonate de fer et d'eau ;

3° *Même produit calciné* (safran de mars astringent), formé de sesquioxyde de fer pur ;

4° *Hydrate de peroxyde de fer desséché* à l'air libre et préparé par précipitation du perchlorure de fer par l'ammoniaque ;

5° *Hydrate de peroxyde de fer gélatineux préparé*

comme le précédent, mais conservé depuis plusieurs années dans un flacon bouché.

6° *Hydrate de peroxyde de fer gélatineux* préparé récemment par le même procédé que les précédents;

7° *Oxyde noir de fer* (Ethiops Martial), mélange de peroxyde, de protoxyde, de sous-oxyde de fer et peut-être d'un peu de fer métallique;

8° *Fer réduit par l'hydrogène* préparé avec le safran de mars;

9° *Limaille de fer porphyrisée.*

La composition chimique de ces différents échantillons varie suivant qu'ils ne sont pas ou qu'ils sont plus ou moins oxydés. Aussi, pour rendre les expériences que je vais décrire comparables entre elles, j'ai supposé un certain poids de fer à absorber, et je me suis demandé quelle était la quantité qu'il me fallait prendre de chacun des composés insolubles que je viens d'énumérer pour représenter ce même poids de fer. En d'autres termes, j'ai dosé la quantité de fer contenue dans chacun des échantillons, et j'ai pris de ces derniers un poids tel qu'il renfermât exactement 0,70 milligr. de fer. Ce poids connu, j'ai cherché quel était le plus facilement dissous de ces divers composés dans le même temps, dans la même quantité de liqueur acide et à la même température. La quantité de liqueur acide égale pour tous ces composés était celle exactement suffisante pour saturer et dissoudre 0,70 milligr. de fer métallique en le supposant à son maximum d'oxydation, c'est-à-dire à l'état de sesquioxyde.

Cette manière d'opérer n'est pas strictement rigoureuse, si l'on remarque que les différents échantillons

2

dont j'ai fait choix sont différemment oxydés, qu'ils ont une capacité de saturation variable et qu'ils doivent par suite exiger des quantités de liqueur acide différentes. C'est ainsi que si 0,100 milligr. de sesquioxyde de fer demandent 0,337 milligr. d'acide lactique pour être saturés et former un sel neutre, $Fe^2 O^3 (C^6 H^5 O^5)^3$, le protoxyde de fer n'en exige que 0,250 milligr. FeO, $C^6 H^5 O^5$. Or 42 divisions de ma liqueur acide d'essai contenant 0,337 milligr. d'acide lactique saturent 0,100 milligr. de sesquioxyde de fer renfermant 0,070 de fer métallique.

La proportion d'acide que j'ai employée était donc trop forte pour tous ceux des échantillons qui n'étaient pas ou qui étaient moins oxydés que le sesquioxyde. Cette considération ne m'a pas arrêté, bien qu'elle fût au désavantage des idées que je cherche à faire prévaloir et au contraire toute à l'avantage des autres composés insolubles dont je m'occupe et qui se trouvaient ainsi en présence d'un excès d'acide. J'ai dû pour opérer, comme je viens de le dire, sur une quantité uniforme de fer à dissoudre, prendre :

<table>
<tr><td>0,114 milligr. de colcothar.</td><td rowspan="10">correspondant à 0,100 millig. de sesquioxyde de fer ou à 0,070 milligr. de fer métallique.</td></tr>
<tr><td>0,100 — carbonate de fer calciné.</td></tr>
<tr><td>0,142 —   —   des pharmacies.</td></tr>
<tr><td>0,133 — hydrate de peroxyde de fer desséc.</td></tr>
<tr><td>1,666 —   —   récent.</td></tr>
<tr><td>1,111 —   —   ancien.</td></tr>
<tr><td>0,102 — oxyde noir de fer.</td></tr>
<tr><td>0,072 — fer réduit par l'hydrogène.</td></tr>
<tr><td>0,070 — fer porphyrisé.</td></tr>
</table>

J'ai placé chaque échantillon pesé dans un verre à expérience, et j'ai rapproché les verres pour bien observer comparativement comme je l'avais fait pour la magnésie.

J'ai versé ensuite sur chaque composé 0,42 centim. cubes de ma liqueur acide d'essai portée à la température de 35°; j'ai prolongé le contact une heure en agitant de temps à autre et également chaque verre. Après une heure, j'ai filtré simultanément les liqueurs, et procédé au dosage du fer dans le liquide filtré. J'ai trouvé qu'il s'était dissous :

0,040 de *colcothar*.

0,000 de *carbonate de fer calciné* (1).

0,013 de — *des pharmacies*.

0,030 de *peroxyde de fer desséché*.

0,040 d'*hydrate gélatineux ancien*.

0,091 — *récent*.

0,10 d'*oxyde noir de fer*.

0,015 de *fer réduit par l'hydrogène*.

0,045 de *limaille de fer porphyrisée*.

J'ai répété cette expérience plusieurs fois en faisant varier la durée du contact de l'acide sur la préparation ferrugineuse; je donnerai seulement encore le résultat d'une expérience où le contact a été prolongé 18 heures dans les conditions précédemment détaillées et en opérant comme plus haut, soit sur 0,070 milligr. de fer, soit sur le poids correspondant d'oxyde.

Il a été dissous :

0,042 de *colcothar*.

0,002 de *carbonate de fer calciné*.

0,028 de *carbonate de fer des pharmacies*.

---

(1) Les liqueurs filtrées indiquaient cependant, par le cyanure jaune de potassium, la présence d'un peu de fer, mais qu'il eût été impossible d'apprécier avec la balance.

0,043 d'*hydrate gélatineux desséché.*

0,049   —   —   *ancien.*

0,099   —   —   *récent* (1).

0,015 d'*oxyde noir de fer.*

0,048 de *fer réduit par l'hydrogène.*

0,067 de *limaille de fer porphyrisée.*

Le tableau suivant résume les expériences faites sur les différentes préparations de fer dont je me suis occupé : les chiffres indiquent les proportions du composé ferrugineux non dissoutes :

Opérant sur 0,100 millig. de Fe^2O^3 ou 0,070 de fer métallique.	Après 1 heure.	Après 18 heures.
Colcothar..........................	0,060	0,058
Carbonate de fer calciné..............	0,100	0,098
— des pharmacies.......	0,087	0,072
Hydrate de peroxyde desséché.........	0,070	0,057
— gélatineux très-ancien.........	0,060	0,051
— — récent.............	0,009	0,001
Oxyde noir de fer (Ethiops)............	0,090	0,085
Fer réduit par l'hydrogène.............	0,085	0,052
Limaille de fer porphyrisée...........	0,055	0,033

Ces expériences ont été le sujet de quelques remarques que je crois utile et intéressant de mentionner. L'une d'elles s'applique à un fait déjà avancé par plusieurs chimistes, et que confirment ces essais. C'est la

---

(1) Bien que tout l'hydrate gélatineux fût dissous, la liqueur n'était cependant pas parfaitement limpide ; après la filtration et le lavage du filtre, le papier était encore coloré en jaune rougeâtre. Ce fait me paraît s'expliquer par la formation d'une petite quantité de sous-sel insoluble comme les sels de fer ont tant de tendance à en former.

plus facile solubilité de la *limaille de fer porphyrisée* comparée au *fer réduit par l'hydrogène.*

Une autre observation qui ressort de ces essais, c'est la presque insolubilité dans les acides faibles de l'oxyde ou carbonate de fer calciné.

Quant au *colcothar*, j'avoue que j'ai été surpris de voir sa solubilité presque égale, après une heure de contact avec l'acide, à celle de la limaille de fer et n'augmentant pas proportionnellement avec la durée de l'expérience. Mais je pense donner de ce fait une explication satisfaisante en disant que le sulfate de fer qui sert à la préparation du colchotar, ne perd pas, surtout si la température ne s'élève pas jusqu'au rouge vif, tout son acide sulfurique, et qu'alors il reste après la distillation, comme je m'en suis assuré, un mélange de sesquioxyde de fer et de sous-sulfate. Ce sous-sulfate de fer entre facilement en dissolution dans les liqueurs mêmes faiblement acides; mais une fois ce sous-sel dissous, la liqueur acide est impuissante à attaquer le sesquioxyde de fer restant. Ce qui explique bien, à mon avis, pourquoi, dans les expériences qui précèdent, la proportion de fer dissoute dans le colcothar était à peu près la même après 1 heure qu'après 18 heures. Je pense que ce médicament doit être considéré comme peu fidèle, par suite des compositions variables qu'il peut présenter suivant le soin des lavages qui doivent lui enlever les sels solubles qu'il retient.

Si le *carbonate de fer* (safran de mars apéritif) avait une composition constante, si la proportion d'eau et d'acide carbonique qu'il conserve était toujours la même, il devrait occuper, suivant moi, une place moyenne parmi les ferrugineux insolubles utiles ; mais il est loin d'en être ainsi, et l'on peut dire que cette préparation donne un produit différent par chaque échantillon.

L'*hydrate gélatineux anciennement préparé* perd de ses propriétés en vieillissant, mais conserve cependant, comme on peut le voir dans les tableaux précédents, une solubilité qui le met au rang des bonnes préparations ferrugineuses insolubles.

Que conclure, en résumé, de ces essais, sinon qu'ici, comme pour la magnésie, l'*hydrate gélatineux récent* est de beaucoup le plus soluble ; que sa solution est presque instantanée ; que son passage dans l'estomac sera suivi presque immédiatement de son absorption, qu'il n'y a lieu de redouter ni travail, ni fatigue de la part de cet organe ; que cet état gélatineux le rend essentiellement propre à tapisser les muqueuses, et qu'à cet égard il l'emporte sur toutes les poudres ferrugineuses insolubles ; qu'un excès de cette préparation est sans inconvénient, l'excès passant sans être dissous ; que sa saveur est nulle (1) ; qu'il est très-facile de se rendre compte de la quantité à prescrire en sachant qu'une cuillerée à café pèse 5 à 6 grammes, et contient 0,25 à 0,30 centigr. d'oxyde de fer, ou de 18 à 20 centigr. de fer métallique.

---

(1) Un fait digne de remarque et qui m'a frappé, c'est que la solution de l'hydrate gélatineux dans l'acide lactique donne une liqueur complétement dépourvue de ce goût tout particulier et fort désagréable des sels de fer en dissolution, et qui se fait sentir d'une manière très-prononcée dans le lactate de protoxyde de fer.

III.

OXYDE DE ZINC.

Comparé aux médicaments dont je viens de m'occuper, l'oxyde de zinc a une bien moindre importance; son emploi est beaucoup plus rare que celui de la magnésie et de l'oxyde de fer. Cependant son utilité thérapeutique dans les affections nerveuses me paraît hors de doute, et les pilules de Méglin, dont il fait la base, sont d'un usage assez répandu aujourd'hui pour justifier cette opinion. Si, en dehors de cette préparation, l'oxyde de zinc est peu employé à l'intérieur, s'il ne produit pas toujours les effets qu'on en attend, si on a pu l'employer à des doses relativement fort élevées, je pense qu'il faut l'attribuer à sa faible solubilité sous l'état où on le prépare généralement. En effet, on a substitué avec succès des sels de zinc à acides organiques, tels que le lactato, à l'oxyde de zinc que la haute température à laquelle il se produit, a rendu difficilement attaquable par les liquides de l'estomac. Si l'on eût employé, au lieu de préparations obtenues par une forte chaleur, un oxyde de zinc préparé par précipitation et retenant toute l'eau qui lui est nécessaire pour constituer un hydrate, je ne doute pas qu'il eût pu remplacer le lactate de zinc; et c'est la supériorité de cet hydrate gélatineux sur les autres oxydes de zinc employés que je vais m'efforcer de faire ressortir par des expériences.

J'ai choisi pour les comparer les produits suivants :

Oxyde de zinc (fleurs de zinc), obtenu à la chaleur rouge par la combustion du métal dans l'air.

Oxyde de zinc préparé par la calcination au rouge de l'hydro-carbonate de zinc précipité.

Oxyde de zinc précipité et séché au bain-marie à 100°.

Hydrate gélatineux d'oxyde de zinc obtenu par précipitation du sulfate de zinc par la soude caustique.

J'ai déterminé, avant de poursuivre ces essais, à quelle quantité d'oxyde pur (ZnO) correspondaient ces différents échantillons, afin d'opérer sur un poids de chacun d'eux qui renfermât bien la même proportion d'oxyde pur. Voulant opérer sur 0,10 centigr. d'oxyde, j'ai dû prendre de chaque échantillon les poids suivants :

Oxyde de zinc sublimé.................... 0,100 ⎞ représentant
  — par calcination de l'hydrocarbonate. 0,105 ⎟ 0,100 milligr.
  — précipité et séché................. 0,133 ⎬ d'oxyde de zinc
  — précipité gélatineux............... 2,500 ⎠ (ZnO).

J'ai recherché ensuite par le calcul ce qu'il fallait d'acide lactique pur, pour saturer exactement 0,10 centigr. d'oxyde de zinc, et j'ai pris de la liqueur d'essai dont j'ai donné plus haut la composition, un volume tel qu'il renfermât cette quantité d'acide lactique. C'est ainsi que j'ai trouvé que 0,100 milligr. d'oxyde de zinc exigent 0,222 milligr. d'acide lactique pour former un lactate neutre, et que ma liqueur d'essai renfermant 0,009 milligr. d'acide par division (1), je devais en prendre 24,6 divisions. Ayant donc pesé des divers échantillons un poids correspondant à 0,10 centigr. d'oxyde de zinc pur, je les ai mis en digestion avec 24,6 divisions de la liqueur d'essai, et j'ai observé des solubilités différentes, suivant les échantillons et leur mode de préparation. J'ai répété ces expériences en faisant varier la durée du contact de l'acide sur l'oxyde de zinc, et puis ensuite j'ai déterminé quelle était la proportion d'oxyde qui avait été dissoute. Les résultats de ces expériences sont consignés dans le tableau suivant où les chiffres indiquent la quantité d'oxyde non dissoute (2).

Opérant sur 0,10 centigr.	Après 1/2 heure.	Après 2 heures.	Après 12 heures
Hydrate gélatineux d'oxyde de zinc.	0,000	0,000	0,000
Oxyde de zinc précipité et séché....	0,360	0,300	0,210
— par calcination de l'hydro-carbonate.....	0,440	0,440	0,400
— (fleurs de zinc).....	0,500	0,500	0,450

(1) Voir la note, page 11, pour la manière dont j'ai déterminé la richesse en acide lactique de la liqueur d'essai.

(2) Le dosage du zinc par les diférentes méthodes d'analyse quantitative laissant beaucoup à désirer pour la précision, surtout en opérant sur de très-faibles quantités, j'ai cherché à éviter cette difficulté et les erreurs qui pouvaient en résulter : je pense y être arrivé par le procédé suivant : Je me suis assuré que quand on traite une solution d'un sel de zinc avec excès d'acide par une dissolution de sucrate de chaux, l'alcali porte d'abord son action sur l'acide en excès, et n'opère la décomposition du sel que quand tout l'excès d'acide est saturé ; j'ai donc pu, par ce moyen, déterminer quelle était, dans mes expériences, la quantité d'acide lactique restée libre, et sachant qu'une division de ma solution de sucrate de chaux correspondait à une division de la liqueur acide d'essai,

Comme on le voit par les chiffres qui précèdent, plus la température à laquelle on a préparé l'oxyde de zinc est élevée, moins est grande sa solubilité, et ici, comme pour les différents médicaments que nous avons déjà étudiés, la supériorité appartient à l'*hydrate gélatineux* au point de vue de la solubilité dans les acides faibles. Cet hydrate sans saveur n'offre aucune difficulté dans son emploi, si l'on sait qu'une cuillerée à café contient 0,20 centigr. d'oxyde de zinc pur.

---

et celle-ci à 0,004 milligr. d'oxyde de zinc, j'ai pu connaître la quantité d'oxyde non dissoute

IV.

PHOSPHATE DE CHAUX.

Ce sel n'offrait certainement pas un moindre intérêt
que les composés précédemment étudiés, et bien que ses
applications thérapeutiques soient peut-être plus res-
treintes, il ne m'en a pas moins paru intéressant d'en
rechercher la solubilité comparative sous ses différents
états. L'*hydrate gélatineux de phosphate de chaux* représente exactement la composition des os ou de la corne de
cerf calcinés (3 CaO, PhO ^{5}, + CaO, CO ^{2}), tel que je le
prépare, c'est-à-dire en précipitant par du carbonate de
soude une solution d'os dans l'acide chlorhydrique. Sous
l'état particulier d'hydratation que j'étudie, le phosphate
de chaux acquiert une solubilité beaucoup plus grande.

Je ne doute pas que sous cet état il ne soit propre à
aider à la formation ou à la consolidation de la char-
pente osseuse, et qu'à doses plus élevées il ne soit utile
comme antidiarrhéique et absorbant. La décoction blanche
de Sydenham, dont l'emploi fréquent atteste l'efficacité,
doit ses propriétés, au moins en grande partie, à la corne
de cerf qu'elle renferme, dont une partie entre en dissolution et l'autre reste en suspension à l'aide de la gomme.

Les différents produits que j'ai comparés entre eux
sont :

Les os calcinés et pulvérisés.

La corne de cerf calcinée et porphyrisée.

Le phosphate de chaux précipité, lavé et séché (procédé Soubeiran).

Enfin l'*hydrate gélatineux de phosphate de chaux,* préparé comme je l'ai indiqué plus haut.

La liqueur acide d'essai a été celle de mes précédentes expériences, et les conditions dans lesquelles je me suis placé ont été décrites pour les composés dont j'ai déjà fait l'étude. J'ai dû prendre de chacun des échantillons un poids variable suivant la proportion d'eau qu'il pouvait renfermer, afin que chacun contînt exactement 0,10 centigr. de phosphate de chaux supposé pur et sec. Ici je n'ai pas eu à déterminer par le calcul, comme je l'avais fait pour les composés précédents, quelle était la proportion d'acide lactique à employer pour dissoudre le phosphate basique de chaux, car cette solution s'opère dans les liqueurs acides, mais sans les saturer comme le faisaient des bases telles que la magnésie, l'oxyde de fer, l'oxyde de zinc. Les échantillons des divers phosphates ont été pesés, comme je viens de le dire, sous un poids qui représentât 0,10 centigr. de sel pur, puis introduits dans des verres à expériences. A l'aide d'une burette graduée, j'ai versé d'abord sur le phosphate de chaux gélatineux de ma liqueur d'essai jusqu'à ce que la dissolution fût parfaite. Ayant noté le nombre de centimètres cubes nécessaires pour arriver à ce résultat, j'ai versé un volume égal de cette liqueur acide sur les autres échantillons. Si la solubilité eût été la même pour tous les échantillons, la même proportion de liqueur acide eût dû les dissoudre. Loin de là, j'ai observé qu'il fallait non-seulement des quantités variables d'acide, mais aussi un temps différent pour opérer cette solution.

C'est ainsi que la quantité de liqueur acide nécessaire pour dissoudre 1 gram. de phosphate gélatineux, représentant 10 centig. de phosphate sec, a été de 15 centim. cubes. Pour opérer la dissolution des autres échantillons dans le même temps, il n'a pas fallu moins de 150 centim. cubes, c'est-à-dire dix fois plus. Un pareil résultat est le meilleur argument qu'on puisse donner de la supériorité de l'hydrate gélatineux. La solubilité des autres échantillons comparés entre eux a été à peu près la même pour tous. La durée de leur contact avec la liqueur acide facilitait sensiblement leur dissolution, de telle sorte que cette solution s'opérait avec une quantité moitié moindre d'acide si le contact se prolongeait vingt-quatre heures.

Pour contrôler ces essais et m'assurer que je n'avais bien employé que la quantité d'acide nécessaire pour la solution de l'hydrate gélatineux, j'ai versé dans la solution limpide une goutte d'ammoniaque étendue, et immédiatement le phosphate s'est précipité.

Pour les autres échantillons, il était nécessaire d'ajouter d'assez grandes quantités de liqueur alcaline avant d'obtenir la précipitation, ce qui prouvait bien qu'il avait fallu un excès de liqueur acide pour en opérer la dissolution. Il est facile de conclure de ces essais que si l'activité du phosphate de chaux est due à sa solubilité et à l'absorption qui en est la conséquence, la priorité appartient sans conteste à l'hydrate gélatineux.

CONCLUSIONS.

Je crois pouvoir conclure de toutes les expériences détaillées dans mon travail, et qui en font la base :

1° Que la forme d'*hydrate gélatineux* offre les corps insolubles sous un état tout particulier qui en rend la solution très-facile dans l'estomac, et par cela même ajoute à leur efficacité thérapeutique ;

2° Que par cela même ils devront agir à des doses relativement moins élevées ;

3° Qu'on n'a pas à craindre, comme avec les produits dont je combats l'emploi, l'introduction dans les voies digestives de poudres très-imparfaitement solubles, s'hydratant ou se dissolvant lentement près de la muqueuse qu'elles irritent par leur contact prolongé ;

4° Que la préparation de ces hydrates n'est ni plus longue ni plus coûteuse que celle des composés que je leur compare ; qu'elle n'exige aucun appareil spécial pour les obtenir ;

5° Que leur conservation à l'état gélatineux et sans que l'eau s'en sépare est indéfinie, si on les renferme dans des flacons suffisamment bouchés ; cependant je dois dire (et j'ai mentionné le fait dans mon mémoire) que l'hydrate de sesquioxyde de fer perd à la longue de sa solubilité, mais que cependant dans cet état de plusieurs années d'ancienneté, il conserve une solubilité telle qu'il se place parmi les bonnes préparations ferrugineuses insolubles (1);

6° Que leur emploi est facile, qu'ils sont sans saveur marquée (sauf la magnésie qui a un goût légèrement terreux), qu'ils peuvent être pris soit en nature, soit en sirop, comme je l'ai fait plusieurs fois ;

7° Que leur dosage est simple, sachant qu'une cuillerée à bouche d'*hydrate de magnésie* pèse 20 gram. et contient 0,80 centigr. de *magnésie pure;* que le sirop fait avec cet hydrate contient 0,50 centigr. de *magnésie pure* par cuillerée à bouche;

Que l'*hydrate de sesquioxyde de fer* contient par cuillerée à café, pesant 5 à 6 gram., 0,25 centigr. à 0,30 centigr. d'*oxyde de fer*, répondant à 0,18 centigr. à 0,20 centigr. de *fer métallique;* que le sirop fait avec cet hydrate contient par chaque cuillerée à café de 5 gram. 0,15 centigr. d'oxyde de fer ou environ 0,10 centigr. de *fer métallique;*

Qu'une cuillerée à café d'*hydrate gélatineux d'oxyde de zinc* contient 0,20 centigr. d'*oxyde pur*, et que le sirop fait avec cet hydrate renferme 0,10 centigr. d'*oxyde* par chaque cuillerée à café;

Qu'une cuillerée à café d'*hydrate gélatineux de phosphate des os* contient 0,50 centigr. de *phosphate pur*, et le sirop qu'on prépare avec cet hydrate 0,30 centigr. par chaque cuillerée à café.

---

(1) Dans un récent travail, M. Leroy, pharmacien à Bruxelles, a déterminé les conditions de conservation ou de modification de cet hydrate, suivant la température.